PILATES AU MUR

Transformez votre corps en seulement 30 jours

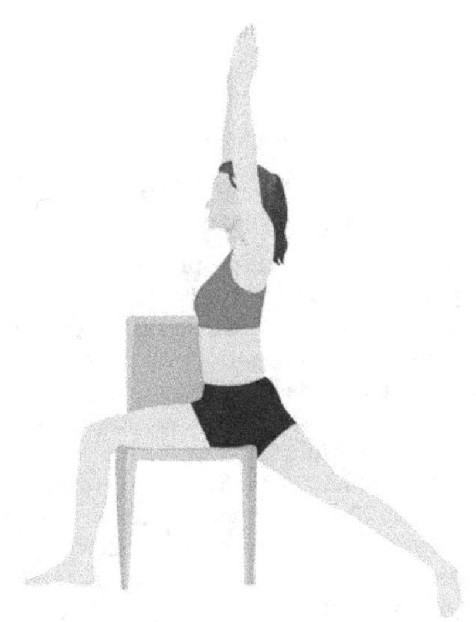

SOMMAIRE

I- INTRODUCTION

Bienvenue dans le monde revitalisant du Pilates au mur, un guide conçu pour les femmes souhaitant transformer leur corps et leur bien-être. Dans cet ouvrage, nous explorerons une approche innovante du Pilates, une méthode qui s'est révélée être bien plus qu'un simple exercice physique, mais plutôt une philosophie de vie visant à renforcer le corps, l'esprit et l'âme.

Le Pilates au mur offre une nouvelle dimension à cette pratique déjà renommée. En utilisant le mur comme principal outil, nous fusionnons la résistance naturelle du corps avec l'appui solide du mur pour créer des mouvements fluides et ciblés qui sculptent et tonifient tout le corps. Que vous soyez une débutante ou une habituée du Pilates, ces exercices vous guideront vers une transformation physique et mentale.

Dans les pages qui suivent, vous découvrirez une variété d'exercices soigneusement sélectionnés, conçus pour cibler différents groupes musculaires et améliorer la posture, la flexibilité et la force. Que ce soit pour tonifier vos abdominaux, renforcer votre dos ou affiner vos jambes, chaque séance de Pilates au mur vous rapprochera de vos objectifs de fitness.

Mais le Pilates au mur va au-delà des simples exercices physiques. En adoptant une approche holistique, nous mettons l'accent sur la connexion entre le corps et l'esprit, favorisant ainsi un équilibre intérieur et une conscience corporelle accrue. À travers une pratique régulière, vous découvrirez une sensation de bien-être profond qui rayonne à travers chaque aspect de votre vie.

Que vous choisissiez de vous engager dans ces exercices

seul chez vous ou en rejoignant une communauté de passionnés de Pilates, ce livre vous accompagnera à chaque étape de votre parcours. Préparez-vous à découvrir la puissance transformante du Pilates au mur et à révéler votre meilleur moi-même, à la fois physiquement, mentalement et spirituellement.

II - BIENFAITS DU PILATE AU MUR

Le Pilates au mur est une pratique qui allie les principes du Pilates traditionnel à l'utilisation du mur comme support et résistance. Cette méthode offre une approche unique pour renforcer, étirer et centrer le corps, en utilisant la gravité comme alliée. Dans ce chapitre, nous explorerons les nombreux bienfaits du Pilates au mur et comment il peut contribuer à améliorer la santé physique et mentale.

Renforcement musculaire

L'un des principaux avantages du Pilates au mur est son efficacité dans le renforcement musculaire. En utilisant le mur comme support, les exercices sollicitent les muscles profonds du corps, notamment les abdominaux, les muscles du dos, les muscles pelviens et les muscles stabilisateurs des membres. Cette activation musculaire profonde favorise le développement d'une base solide et équilibrée, ce qui peut aider à prévenir les blessures et à améliorer la posture.

En outre, le Pilates au mur permet de cibler spécifiquement les muscles des jambes et des bras en utilisant la résistance du mur pour créer une tension contrôlée. Des exercices tels que les squats contre le mur, les fentes et les pompes murales renforcent les muscles des membres inférieurs et supérieurs, améliorant ainsi la force fonctionnelle globale du corps.

Amélioration de la flexibilité et de la mobilité

En plus du renforcement musculaire, le Pilates au mur favorise également l'amélioration de la flexibilité et de la mobilité articulaire. Les exercices d'étirement effectués avec le support du mur permettent d'allonger les muscles en toute sécurité, en favorisant une plus grande amplitude de mouvement. Cela peut être particulièrement bénéfique pour les personnes souffrant de raideurs musculaires ou articulaires, ainsi que pour ceux qui cherchent à améliorer leur souplesse globale.

En outre, le Pilates au mur peut aider à corriger les déséquilibres musculaires et les asymétries posturales en étirant les muscles tendus et en renforçant les muscles faibles. En adoptant une approche holistique, cette méthode favorise l'alignement du corps et une meilleure coordination des mouvements, ce qui peut prévenir les douleurs chroniques et améliorer la qualité de vie au quotidien.

Centrage et conscience corporelle

Un autre aspect important du Pilates au mur est son emphasis sur le centrage et la conscience corporelle. En se concentrant sur la respiration et la connexion entre le corps et l'esprit, cette pratique encourage une meilleure prise de conscience de la posture, du mouvement et de la tension musculaire. En utilisant le mur comme point de référence, les praticiens peuvent mieux sentir et corriger les déséquilibres posturaux, ce qui favorise une posture plus droite et plus alignée.

De plus, le Pilates au mur implique souvent des exercices de respiration profonde et de relaxation, ce qui peut aider à réduire le stress et à promouvoir un état de calme et de bien-être mental. En cultivant une présence attentive pendant la pratique, les participants peuvent développer une meilleure compréhension de leur corps et de ses besoins, ce qui peut se traduire par une meilleure gestion du stress et une plus grande résilience face aux défis de la vie quotidienne.

En conclusion, le Pilates au mur offre une approche holistique pour renforcer, étirer et centrer le corps, en utilisant le support du mur comme outil de résistance et de stabilité. Les nombreux bienfaits de cette pratique incluent le renforcement musculaire, l'amélioration de la flexibilité et de la mobilité, ainsi que la promotion du centrage et de la conscience corporelle. Que vous soyez un débutant ou un pratiquant expérimenté, le Pilates au mur peut être une excellente façon d'améliorer votre santé physique et mentale, en vous aidant à vous sentir plus fort, plus flexible et plus centré dans votre vie quotidienne.

III- PRÉPARATION AVANT LES EXERCICES

Avant de vous lancer dans une séance de Pilates au mur, il est essentiel de prendre quelques instants pour vous préparer correctement. Cette préparation peut non seulement vous aider à optimiser les bénéfices de votre séance, mais aussi à réduire le risque de blessures. Dans ce chapitre, nous explorerons les conseils importants à suivre avant de pratiquer un exercice de Pilates au mur.

Consultez un professionnel de la santé

Avant de commencer toute nouvelle activité physique, il est recommandé de consulter un professionnel de la santé, surtout si vous avez des problèmes de santé préexistants ou si vous avez récemment subi une blessure. Un professionnel de la santé pourra évaluer votre condition physique et vous donner des conseils personnalisés sur la manière de pratiquer le Pilates au mur en toute sécurité.

Choisissez un espace approprié

Assurez-vous de disposer d'un espace dégagé et sécurisé pour pratiquer le Pilates au mur. Idéalement, choisissez un mur dégagé sans obstacles autour, avec suffisamment d'espace pour étendre vos bras et vos jambes sans danger. Assurez-vous également que le sol est stable et antidérapant pour éviter les glissades pendant l'exercice.

Équipez-vous correctement

Portez des vêtements confortables et ajustés qui vous permettent de bouger librement pendant la séance de Pilates au mur. Optez pour des vêtements qui évacuent l'humidité pour vous garder au sec et à l'aise pendant l'exercice. Assurez-vous également d'avoir une paire de chaussures de sport appropriées qui offrent un bon soutien et une adhérence suffisante.

Préparez votre matériel

Avant de commencer votre séance de Pilates au mur, assurez-vous d'avoir tout le matériel nécessaire à portée de main. Cela peut inclure un tapis d'exercice pour plus de confort lors des exercices au sol, des sangles ou des élastiques de résistance si vous prévoyez d'intégrer des exercices supplémentaires, ainsi qu'une bouteille d'eau pour vous hydrater pendant l'exercice.

Échauffez-vous correctement

Avant de passer aux exercices de Pilates au mur, prenez quelques minutes pour vous échauffer correctement. Cela peut inclure des étirements dynamiques, des rotations des articulations et quelques exercices d'activation musculaire pour préparer votre corps à l'effort à venir. Un bon échauffement peut aider à prévenir les blessures et à améliorer les performances pendant la séance.

IV - EXERCICES

1. Squat contre le mur

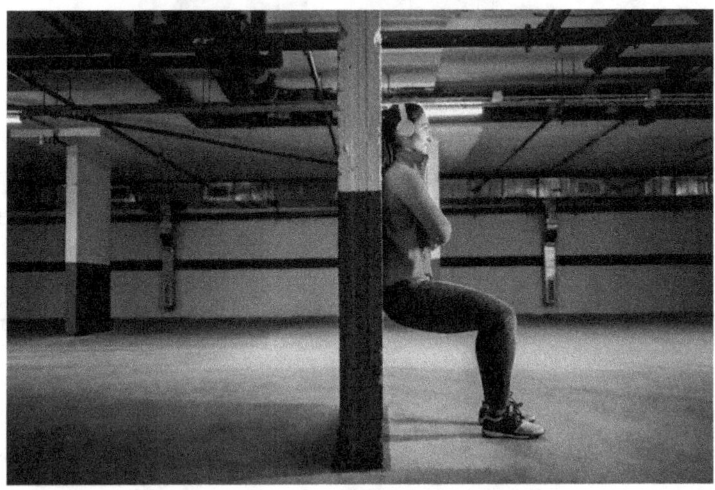

Tenez-vous dos au mur avec les pieds écartés à la largeur des hanches et les bras tendus devant vous.

Descendez en position de squat en faisant glisser votre dos le long du mur jusqu'à ce que vos cuisses soient parallèles au sol.

Gardez les genoux alignés avec les chevilles et le dos droit.

Maintenez cette position pendant 10 à 15 secondes, puis remontez lentement en position debout. Répétez 10 à 12 fois.

2. Planche murale

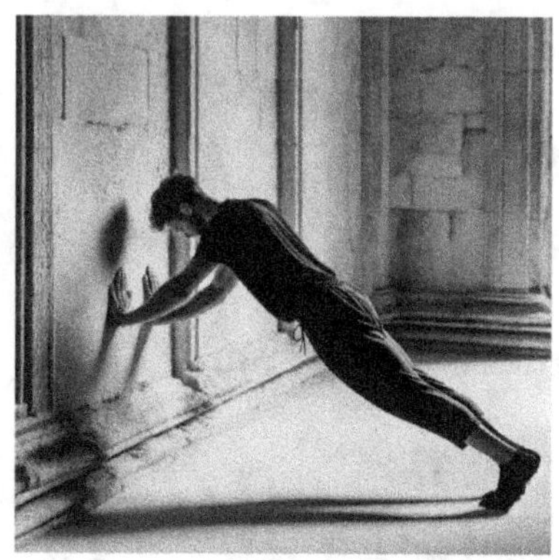

Placez-vous en position de planche, mais avec les mains sur le mur, les bras tendus et les pieds légèrement écartés.

Maintenez une ligne droite du haut de la tête aux talons en contractant les abdominaux et en engageant les muscles du dos et des jambes.

Maintenez la position pendant 20 à 30 secondes, en respirant profondément.

Reposez-vous puis répétez 3 à 5 fois.

3. Fentes murales

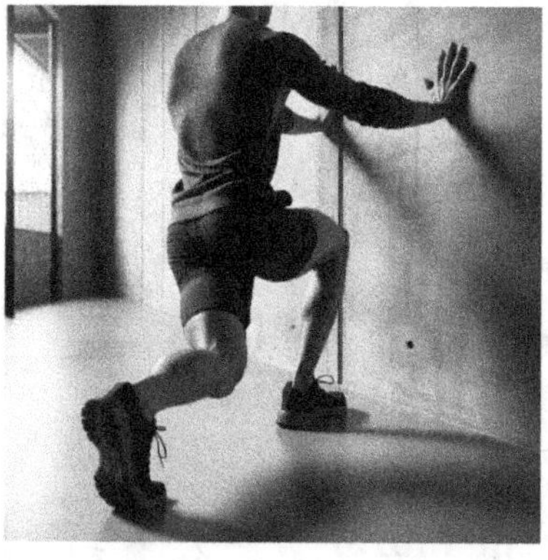

Tenez-vous debout face au mur, les mains sur celui-ci pour l'équilibre.

Faites un pas en avant avec une jambe, en pliant les deux genoux pour descendre en position de fente.

Assurez-vous que votre genou avant est aligné avec votre cheville et que votre genou arrière est presque touchant le sol.

Poussez à travers le talon de votre pied avant pour revenir à la position de départ.

Alternez les jambes et répétez 10 à 12 fois de chaque côté.

4. Flexion avant avec étirement des ischio-jambiers

Tenez-vous face au mur, les pieds écartés à la largeur des hanches.

Pliez légèrement les genoux et penchez-vous vers l'avant, en plaçant vos mains sur le mur à la hauteur des épaules.

Engagez les abdominaux et étirez les ischio-jambiers en gardant les jambes droites autant que possible.

Maintenez cette position pendant 20 à 30 secondes, puis revenez lentement à la position debout.

Répétez 3 à 5 fois.

5. Extension de la colonne vertébrale

Tenez-vous face au mur avec les mains posées dessus, légèrement plus bas que les épaules.

Éloignez les pieds du mur, puis poussez vos mains dans le mur tout en roulant votre colonne vertébrale vers l'avant.

Gardez les bras tendus et étirez votre dos aussi loin que possible.

Maintenez la position pendant 10 à 15 secondes, puis revenez à la position de départ.

Répétez 5 à 8 fois.

6. Rotation du tronc avec le mur

Tenez-vous debout face au mur, les pieds écartés à la largeur des hanches.

Étendez les bras devant vous et appuyez vos paumes contre le mur.

Tournez lentement le haut du corps vers la droite en gardant les hanches immobiles.

Maintenez la position pendant quelques secondes, puis revenez au centre.

Répétez de l'autre côté et alternez pendant 10 à 12 répétitions de chaque côté.

7. Élévation des jambes sur le mur

Allongez-vous sur le dos avec les fesses proches du mur et les jambes tendues vers le plafond.

Placez vos mains sous vos fesses pour un soutien supplémentaire.

Contractez vos abdominaux et soulevez lentement vos jambes vers le plafond, en gardant les genoux légèrement pliés.

Descendez lentement vos jambes vers le mur sans toucher le sol, puis remontez à la position de départ.

Répétez 10 à 12 fois.

8. Lever des hanches sur le mur

Allongez-vous sur le dos avec les fesses proches du mur et les jambes pliées, les pieds à plat sur le sol.

Placez vos bras le long du corps avec les paumes vers le bas.

Contractez les fessiers et le bas du dos pour soulever lentement les hanches du sol, en les poussant vers le plafond.

Maintenez la position pendant quelques secondes, puis

redescendez doucement les hanches.

Répétez 10 à 12 fois.

9. Cercles des jambes au mur

Allongez-vous sur le dos avec les fesses proches du mur et les jambes tendues vers le plafond.

Placez vos mains sous vos fesses pour un soutien supplémentaire.

Dessinez des cercles avec vos jambes en utilisant le mur comme point de référence.

Faites 5 à 8 cercles dans le sens des aiguilles d'une montre, puis inversez la direction pour 5 à 8 cercles dans le sens inverse des aiguilles d'une montre.

Alternez les directions et répétez 2 à 3 séries.

10. Étirement du dos sur le mur

Asseyez-vous face au mur avec les genoux pliés et les pieds écartés à la largeur des hanches.

Allongez-vous lentement sur le dos en laissant vos jambes monter le long du mur.

Étirez les bras au-dessus de la tête et laissez votre dos se détendre contre le sol.

Restez dans cette position d'étirement pendant au moins 1 à 2 minutes, en respirant profondément.

Pour sortir de la pose, pliez les genoux et roulez sur le côté avant de vous redresser.

11. Pompes murales inclinées

Tenez-vous en face du mur à une distance de bras.

Placez vos mains sur le mur à la hauteur des épaules, les bras tendus.

Éloignez-vous du mur en inclinant le haut du corps vers lui.

Pliez les coudes pour descendre votre torse vers le mur, puis poussez pour revenir à la position de départ.

Répétez 10 à 12 fois.

12. Élévation des talons contre le mur

Tenez-vous face au mur, les mains posées dessus pour l'équilibre.

Soulevez lentement les talons du sol en gardant les genoux tendus, puis redescendez-les.

Répétez ce mouvement de montée et de descente des talons 15 à 20 fois.

13. Planche latérale au mur

Tenez-vous sur le côté avec le bras inférieur appuyé contre le mur, le coude plié à 90 degrés.

Placez les pieds l'un devant l'autre, le bras supérieur tendu vers le plafond.

Soulevez les hanches du sol en contractant les abdominaux et les muscles latéraux, formant une ligne droite du pied aux épaules.

Maintenez la position pendant 20 à 30 secondes, puis changez de côté et répétez.

14. Torsion du tronc avec le mur

Tenez-vous debout face au mur, les pieds écartés à la largeur des hanches.

Pliez légèrement les genoux et placez les mains sur le mur à la hauteur des épaules.

Tournez le haut du corps vers la droite, en gardant les hanches immobiles.

Maintenez la position pendant quelques secondes, puis revenez au centre.

Répétez de l'autre côté et alternez pendant 10 à 12 répétitions de chaque côté.

15. Étirement des quadriceps au mur

Tenez-vous debout près du mur et saisissez votre cheville droite avec votre main droite.

Ramenez votre talon vers vos fesses en contractant le quadriceps.

Maintenez cette position d'étirement pendant 20 à 30 secondes, puis changez de côté et répétez.

16. Élévation des bras latérale contre le mur

Tenez-vous debout avec le côté du corps près du mur, les pieds joints.

Placez votre main droite sur le mur pour l'équilibre.

Soulevez lentement votre bras gauche sur le côté jusqu'à ce qu'il soit parallèle au sol, puis redescendez-le.

Répétez ce mouvement de levée des bras 12 à 15 fois de chaque côté.

17. Flexion latérale du tronc au mur

Tenez-vous debout face au mur, les pieds écartés à la largeur des hanches.

Étendez le bras droit sur le mur au-dessus de votre tête.

Inclinez votre torse vers la gauche en gardant les hanches immobiles, en étirant le côté droit du corps.

Maintenez la position pendant 15 à 20 secondes, puis changez de côté et répétez.

18. Étirement des épaules au mur

Tenez-vous debout face au mur avec les bras tendus devant vous, les paumes contre le mur.

Poussez lentement vos bras contre le mur en gardant les épaules détendues.

Maintenez cette position d'étirement pendant 20 à 30 secondes, en respirant profondément.

19. Flexion du genou avec extension au mur

Tenez-vous debout face au mur avec les mains posées dessus pour l'équilibre.

Pliez un genou et amenez le talon vers les fesses, en attrapant le pied avec la main correspondante.

Poussez le pied contre la main pour étendre le genou et étirer le quadriceps.

Maintenez cette position pendant 15 à 20 secondes, puis changez de côté et répétez.

20. Étirement du cou au mur

Tenez-vous debout face au mur avec les pieds écartés à la largeur des hanches.

Inclinez doucement la tête vers la droite, en laissant l'oreille droite se rapprocher de l'épaule droite.

Maintenez cette position d'étirement pendant 15 à 20 secondes, puis inclinez la tête de l'autre côté et répétez.

21. Pont au mur

Allongez-vous sur le dos avec les pieds sur le mur, les genoux pliés à 90 degrés.

Placez les bras le long du corps avec les paumes vers le bas.

Soulevez lentement les hanches du sol en contractant les fessiers et les abdominaux jusqu'à ce que votre corps forme une ligne droite des épaules aux genoux.

Maintenez cette position de pont pendant 20 à 30 secondes, puis reposez-vous.

22. Extension de la colonne vertébrale avec rotation

Tenez-vous debout face au mur avec les pieds écartés à la largeur des hanches.

Étendez les bras devant vous et appuyez vos paumes contre le mur.

Tournez lentement le haut du corps vers la droite tout en étendant les bras, en regardant par-dessus votre épaule droite.

Maintenez la position pendant 15 à 20 secondes, puis revenez au centre et répétez de l'autre côté.

23. Flexion avant avec twist

Tenez-vous debout face au mur, les pieds écartés à la largeur des hanches.

Pliez les genoux légèrement et placez les mains sur le mur à la hauteur des épaules.

Fléchissez le haut du corps vers l'avant tout en tournant le torse vers la droite, en regardant par-dessus votre épaule droite.

Maintenez cette position pendant 15 à 20 secondes, puis revenez au centre et répétez de l'autre côté.

24. Élévation des jambes en V au mur

Allongez-vous sur le dos avec les fesses près du mur et les jambes tendues vers le plafond.

Placez vos mains sous vos fesses pour un soutien

supplémentaire.

Écartez lentement vos jambes en forme de V, puis ramenez-les ensemble.

Répétez ce mouvement d'ouverture et de fermeture des jambes 10 à 12 fois.

25. Étirement des mollets au mur

Tenez-vous face au mur avec les mains posées dessus pour l'équilibre.

Pliez une jambe et placez le pied correspondant plus loin derrière vous, en gardant le talon au sol.

Poussez doucement le talon vers le sol pour étirer le mollet.

Maintenez cette position d'étirement pendant 20 à 30 secondes, puis changez de côté et répétez.

26. Plank latéral dynamique

Commencez en position de planche latérale avec l'avant-bras droit sur le sol et le corps en ligne droite.

Poussez à travers l'avant-bras pour soulever les hanches vers le plafond, puis revenez à la position de départ.

Répétez ce mouvement de montée et de descente des hanches 10 à 12 fois de chaque côté.

27. Extension de la colonne vertébrale en T

Tenez-vous debout face au mur avec les bras écartés sur les côtés, parallèles au sol.

Engagez les abdominaux et étendez les bras vers le haut en appuyant sur le mur, formant un "T" avec votre corps.

Maintenez cette position pendant 10 à 15 secondes, puis revenez lentement à la position de départ.

Répétez 8 à 10 fois.

28. Assouplissement des hanches contre le mur

Allongez-vous sur le dos avec les fesses près du mur et les jambes tendues vers le plafond.

Pliez une jambe et appuyez-la contre le mur, en gardant l'autre jambe étendue.

Maintenez cette position d'étirement des hanches pendant 20 à 30 secondes, puis changez de côté et répétez.

29. Flexion des coudes avec rotation

Tenez-vous dos au mur avec les bras tendus vers le bas, les paumes contre le mur.

Fléchissez les coudes pour abaisser le torse vers le mur, puis tournez le torse vers la gauche.

Revenez au centre, puis répétez en tournant vers la droite.

Alternez les côtés et répétez 10 à 12 fois de chaque côté.

30. Élévation des jambes en ciseaux au mur

Allongez-vous sur le dos avec les fesses près du mur et les mains sous les fesses pour un soutien.

Soulevez les jambes du sol et effectuez un mouvement de ciseaux en alternant les jambes en position verticale.

Maintenez le contrôle des abdominaux et des hanches tout au long du mouvement.

Répétez ce mouvement 10 à 12 fois de chaque côté.

31. Flexion arrière avec ouverture thoracique

Tenez-vous face au mur avec les mains posées dessus pour l'équilibre.

Penchez-vous en arrière en pliant les coudes, en ouvrant la poitrine vers le plafond.

Maintenez cette position d'ouverture thoracique pendant 10 à 15 secondes, puis revenez à la position de départ.

Répétez 8 à 10 fois.

32. Planche avec genoux croisés

Commencez en position de planche face au mur, les mains posées dessus pour l'équilibre.

Soulevez lentement un genou vers le coude opposé en contractant les obliques.

Revenez à la position de planche, puis répétez de l'autre côté.

Alternez les côtés et répétez ce mouvement 10 à 12 fois de chaque côté.

33. Rotation de la hanche avec le mur

Tenez-vous face au mur avec les mains posées dessus pour l'équilibre.

Levez le genou droit vers la poitrine, puis effectuez une rotation externe de la hanche en éloignant le genou du corps.

Revenez à la position de départ et répétez ce mouvement 10 à 12 fois de chaque côté.

34. Flexion du genou avec rotation de la hanche

Tenez-vous debout face au mur avec les pieds écartés à la largeur des hanches.

Fléchissez le genou droit vers la poitrine, puis effectuez une rotation interne de la hanche en ramenant le genou vers l'intérieur.

Revenez à la position de départ et répétez ce mouvement 10 à 12 fois de chaque côté.

35. Extension de la colonne vertébrale avec ouverture latérale

Tenez-vous debout face au mur avec les bras tendus sur les côtés.

Penchez-vous sur le côté droit en gardant les bras tendus, en étirant le côté gauche du corps.

Maintenez cette position pendant 15 à 20 secondes, puis changez de côté et répétez.

36. Flexion avant avec écart latéral des bras

Tenez-vous debout face au mur avec les bras tendus devant vous.

Fléchissez le haut du corps vers l'avant tout en écartant les bras sur les côtés en forme de "V".

Maintenez cette position pendant 10 à 15 secondes, puis revenez lentement à la position de départ.

Répétez 8 à 10 fois.

37. Planche inversée contre le mur

Asseyez-vous dos au mur avec les mains posées derrière vous, les doigts pointés vers les fesses.

Soulevez les hanches du sol en contractant les fessiers et les muscles abdominaux.

Maintenez cette position de planche inversée pendant 20 à 30 secondes, en respirant profondément.

38. Flexion latérale du tronc avec étirement des bras

Tenez-vous debout face au mur avec les bras tendus au-dessus de la tête.

Inclinez le torse vers la droite en étirant le côté gauche du corps.

Maintenez cette position pendant 15 à 20 secondes, puis changez de côté et répétez.

39. Planche surélevée avec les pieds contre le mur

Commencez en position de planche, mais avec les pieds appuyés contre le mur.

Maintenez une ligne droite du haut de la tête aux talons en contractant les abdominaux et les muscles des jambes.

Maintenez la position de planche pendant 20 à 30 secondes, puis reposez-vous.

40. Flexion des genoux avec étirement du dos

Asseyez-vous dos au mur avec les genoux pliés et les pieds écartés à la largeur des hanches.

Penchez-vous en arrière en appuyant le bas du dos contre le mur, en étirant les bras au-dessus de la tête.

Maintenez cette position pendant 20 à 30 secondes, en respirant profondément.

41. Planche murale avec rotation de la hanche

Commencez en position de planche face au mur, les mains posées dessus pour l'équilibre.

Soulevez lentement une jambe vers le côté en gardant le pied contre le mur, puis effectuez une rotation de la hanche vers l'intérieur.

Revenez à la position de départ et répétez ce mouvement 10 à 12 fois de chaque côté.

42. Extension des bras avec ouverture thoracique

Tenez-vous debout face au mur avec les bras tendus devant vous, les paumes contre le mur.

Écartez lentement les bras sur les côtés en gardant les paumes contre le mur, en ouvrant la poitrine vers le plafond.

Maintenez cette position d'ouverture thoracique pendant 15 à 20 secondes, puis revenez à la position de départ.

Répétez 8 à 10 fois.

43. Flexion latérale du tronc avec étirement des ischio-jambiers

Tenez-vous debout face au mur avec les pieds écartés à la largeur des hanches.

Pliez le haut du corps vers la gauche en gardant les bras tendus sur le mur, en étirant le côté droit du corps et les ischio-jambiers.

Maintenez cette position pendant 15 à 20 secondes, puis changez de côté et répétez.

44. Flexion des genoux avec étirement des quadriceps

Tenez-vous debout dos au mur avec une main posée dessus pour l'équilibre.

Fléchissez le genou droit et attrapez votre cheville droite avec votre main droite.

Ramenez votre talon vers votre fessier pour étirer le quadriceps.

Maintenez cette position pendant 20 à 30 secondes, puis changez de côté et répétez.

45. Flexion avant avec ouverture de la poitrine

Tenez-vous debout face au mur avec les mains posées dessus pour l'équilibre.

Penchez-vous en avant en pliant les coudes et en laissant le haut du corps descendre vers le sol.

En même temps, écartez les bras sur les côtés pour ouvrir la poitrine.

Maintenez cette position pendant 15 à 20 secondes, puis revenez à la position de départ.

Répétez 8 à 10 fois.

46. Extension de la colonne vertébrale avec flexion des genoux

Tenez-vous dos au mur avec les bras tendus devant vous, les paumes contre le mur.

Fléchissez lentement les genoux pour descendre en position de squat tout en gardant le dos droit.

Maintenez cette position pendant quelques secondes, puis revenez à la position de départ.

Répétez ce mouvement 10 à 12 fois.

47. Flexion latérale avec élévation des bras

Tenez-vous debout face au mur avec les pieds écartés à la largeur des hanches.

Levez le bras droit sur le côté tout en inclinant le haut du corps vers la gauche.

Maintenez cette position pendant 15 à 20 secondes, puis revenez à la position de départ.

Répétez de l'autre côté et alternez pour 8 à 10 répétitions de chaque côté.

48. Planche inversée avec flexion des genoux

Asseyez-vous dos au mur avec les mains posées derrière vous, les doigts pointés vers les fesses.

Soulevez les hanches du sol en contractant les fessiers et les muscles abdominaux.

Fléchissez lentement les genoux vers la poitrine, puis tendez-les à nouveau.

Répétez ce mouvement de flexion et d'extension des genoux 10 à 12 fois.

49. Flexion des coudes avec ouverture thoracique

Tenez-vous face au mur avec les bras tendus devant vous, les paumes contre le mur.

Fléchissez les coudes pour rapprocher le torse du mur, puis ouvrez les bras sur les côtés en gardant les coudes pliés à 90 degrés.

Maintenez cette position d'ouverture thoracique pendant 15 à 20 secondes, puis revenez à la position de départ.

Répétez 8 à 10 fois.

50. Élévation des jambes en cercle

Allongez-vous sur le dos avec les fesses près du mur et les jambes tendues vers le plafond.

Dessinez des cercles avec vos jambes en utilisant le mur comme point de référence.

Faites 5 à 8 cercles dans le sens des aiguilles d'une montre, puis inversez la direction pour 5 à 8 cercles dans le sens inverse des aiguilles d'une montre.

Alternez les directions et répétez 2 à 3 séries.

51. Planche avec flexion des genoux sur le côté

Commencez en position de planche face au mur, les mains posées dessus pour l'équilibre.

Soulevez lentement le genou droit vers le coude droit en contractant les abdominaux.

Revenez à la position de planche, puis répétez de l'autre côté.

Alternez les côtés et répétez ce mouvement 10 à 12 fois de chaque côté.

52. Flexion arrière avec extension des bras

Tenez-vous debout face au mur avec les bras tendus derrière vous, les paumes contre le mur.

Penchez-vous en arrière en gardant les bras tendus, en ouvrant la poitrine et en étirant les bras vers le haut.

Maintenez cette position pendant 15 à 20 secondes, puis revenez à la position de départ.

Répétez 8 à 10 fois.

53. Flexion avant avec ouverture latérale des jambes

Tenez-vous debout face au mur avec les pieds écartés à la largeur des hanches.

Penchez-vous en avant en gardant les jambes tendues et les mains posées sur le mur.

Écartez les jambes sur les côtés en forme de "V" tout en maintenant la position d'étirement.

Maintenez cette position pendant 15 à 20 secondes, puis revenez à la position de départ.

Répétez 8 à 10 fois.

54. Rotation du tronc avec flexion des genoux

Tenez-vous debout face au mur avec les pieds écartés à la largeur des hanches.

Fléchissez les genoux pour descendre en position de squat tout en gardant le dos droit.

Tournez le haut du corps vers la droite tout en gardant les genoux fléchis.

Maintenez cette position pendant 15 à 20 secondes, puis revenez au centre et répétez de l'autre côté.

Alternez les côtés pour 8 à 10 répétitions de chaque côté.

55. Flexion des coudes avec élévation des talons

Tenez-vous face au mur avec les bras tendus devant vous, les paumes contre le mur.

Fléchissez les coudes pour rapprocher le torse du mur tout en levant les talons du sol.

Maintenez cette position pendant quelques secondes, puis revenez à la position de départ.

Répétez 8 à 10 fois.

56. Flexion latérale du tronc avec étirement des obliques

Tenez-vous debout face au mur avec les pieds écartés à la largeur des hanches.

Pliez le haut du corps vers la droite en gardant les bras tendus le long du corps, en étirant les obliques du côté gauche.

Maintenez cette position pendant 15 à 20 secondes, puis changez de côté et répétez.

57. Flexion des genoux avec rotation externe des hanches

Tenez-vous debout face au mur avec les pieds écartés à la largeur des hanches.

Fléchissez les genoux pour descendre en position de squat tout en tournant les genoux et les pieds vers l'extérieur.

Maintenez cette position pendant quelques secondes, puis revenez à la position de départ.

Répétez ce mouvement 10 à 12 fois.

58. Élévation des bras en Y avec extension du dos

Tenez-vous dos au mur avec les bras tendus vers le haut en forme de "Y", les paumes tournées vers l'avant.

Inclinez le haut du corps en arrière en gardant les bras tendus, en étirant la colonne vertébrale.

Maintenez cette position pendant 15 à 20 secondes, puis revenez à la position de départ.

Répétez 8 à 10 fois.

59. Flexion avant avec rotation de la colonne vertébrale

Tenez-vous debout face au mur avec les pieds écartés à la largeur des hanches.

Penchez-vous en avant en pliant les coudes et en laissant le haut du corps descendre vers le sol.

Tournez le torse vers la droite en gardant les bras tendus sur le mur.

Maintenez cette position pendant 15 à 20 secondes, puis revenez au centre et répétez de l'autre côté.

Alternez les côtés pour 8 à 10 répétitions de chaque côté.

60. Planche sur un seul bras contre le mur

Commencez en position de planche face au mur, les mains posées dessus pour l'équilibre.

Déplacez le poids sur le bras droit et soulevez légèrement la main gauche du mur.

Maintenez cette position de planche sur un seul bras pendant 10 à 15 secondes, puis changez de côté et répétez.

Alternez les côtés pour 5 à 7 répétitions de chaque côté.

61. Flexion des coudes avec levée des talons et extension des bras vers l'arrière

Tenez-vous face au mur avec les bras tendus devant vous, les paumes contre le mur.

Fléchissez les coudes pour rapprocher le torse du mur tout en levant les talons du sol.

En même temps, étendez les bras vers l'arrière en gardant les coudes pliés.

Maintenez cette position pendant quelques secondes, puis revenez à la position de départ.

Répétez 8 à 10 fois.

62. Planche inversée avec levée des hanches alternée

Asseyez-vous dos au mur avec les mains posées derrière vous, les doigts pointés vers les fesses.

Soulevez les hanches du sol en contractant les fessiers et les muscles abdominaux.

Alternez en soulevant une hanche du sol, puis l'autre.

Répétez ce mouvement de levée des hanches alternée 10 à 12 fois de chaque côté.

63. Flexion avant avec balancement des bras

Tenez-vous debout face au mur avec les pieds écartés à la largeur des hanches.

Penchez-vous en avant en pliant les coudes et en laissant le haut du corps descendre vers le sol.

Balancer les bras d'un côté à l'autre en gardant les coudes pliés.

Maintenez cette position pendant 15 à 20 secondes, puis revenez à la position de départ.

Répétez 8 à 10 fois.

64. Flexion latérale du tronc avec extension des bras vers le haut

Tenez-vous debout face au mur avec les bras tendus sur les côtés.

Inclinez le torse vers la droite en gardant les bras tendus vers le haut, en étirant le côté gauche du corps.

Maintenez cette position pendant 15 à 20 secondes, puis changez de côté et répétez.

65. Élévation des jambes avec rotation de la hanche

Allongez-vous sur le côté avec le côté du corps près du mur, les jambes tendues.

Soulevez lentement les jambes vers le plafond tout en tournant la hanche vers l'avant.

Abaissez les jambes vers le sol tout en tournant la hanche vers l'arrière.

Répétez ce mouvement de rotation de la hanche pendant 10 à 12 fois de chaque côté.

66. Flexion des genoux avec élévation des talons et rotation externe des hanches

Tenez-vous debout face au mur avec les pieds écartés à la largeur des hanches.

Fléchissez les genoux pour descendre en position de squat tout en levant les talons du sol.

En même temps, tournez les genoux et les pieds vers l'extérieur en contractant les muscles fessiers.

Maintenez cette position pendant quelques secondes, puis revenez à la position de départ.

Répétez ce mouvement 10 à 12 fois.

67. Flexion des coudes avec ouverture latérale des jambes

Tenez-vous debout face au mur avec les bras tendus devant vous.

Fléchissez les coudes pour rapprocher le torse du mur tout en écartant les jambes sur les côtés.

Maintenez cette position pendant quelques secondes, puis

revenez à la position de départ.

Répétez ce mouvement 10 à 12 fois.

68. Planche murale avec élévation des jambes

Commencez en position de planche face au mur, les mains posées dessus pour l'équilibre.

Soulevez lentement une jambe vers le plafond en gardant le corps stable.

Maintenez cette position pendant quelques secondes, puis abaissez la jambe et répétez de l'autre côté.

Alternez les côtés et répétez ce mouvement 10 à 12 fois de chaque côté.

69. Flexion latérale du tronc avec étirement des bras vers le haut

Tenez-vous debout face au mur avec les bras tendus sur les côtés.

Inclinez le torse vers la droite en gardant les bras tendus vers le haut, en étirant le côté gauche du corps.

En même temps, étirez les bras vers le haut en gardant les paumes tournées vers l'avant.

Maintenez cette position pendant 15 à 20 secondes, puis changez de côté et répétez.

70. Flexion des genoux avec rotation interne des hanches

Tenez-vous debout face au mur avec les pieds écartés à la largeur des hanches.

Fléchissez les genoux pour descendre en position de squat tout en tournant les genoux et les pieds vers l'intérieur.

Maintenez cette position pendant quelques secondes, puis revenez à la position de départ.

Répétez ce mouvement 10 à 12 fois.

71. Planche latérale avec élévation de la jambe

Commencez en position de planche latérale, en appuyant sur l'avant-bras droit contre le mur et le corps en ligne droite.

Soulevez lentement la jambe supérieure vers le plafond, en gardant le corps stable.

Maintenez cette position pendant quelques secondes, puis redescendez la jambe.

Répétez ce mouvement de levée de jambe 10 à 12 fois de chaque côté.

72. Flexion des genoux avec contraction des abdominaux

Tenez-vous debout dos au mur avec les bras tendus devant vous, les paumes posées contre le mur.

Fléchissez lentement les genoux pour descendre en position de squat, en contractant les abdominaux.

Maintenez cette position pendant quelques secondes, puis revenez à la position de départ.

Répétez ce mouvement de flexion des genoux 12 à 15 fois.

73. Étirement du dos avec rotation de la colonne vertébrale

Asseyez-vous dos au mur avec les jambes tendues devant vous.

Tournez le haut du corps vers la droite en plaçant la main gauche sur le genou droit.

Utilisez la main droite pour appuyer légèrement contre le mur et intensifier l'étirement de la colonne vertébrale.

Maintenez cette position pendant 15 à 20 secondes, puis changez de côté et répétez.

74. Flexion des coudes avec rotation des épaules

Tenez-vous face au mur avec les bras tendus sur les côtés, parallèles au sol.

Fléchissez les coudes pour rapprocher les mains du mur tout en effectuant une rotation des épaules vers l'extérieur.

Maintenez cette position pendant quelques secondes, puis revenez à la position de départ.

Répétez ce mouvement de flexion des coudes avec rotation des épaules 12 à 15 fois.

75. Élévation des jambes en position de pont contre le mur

Allongez-vous sur le dos avec les fesses près du mur et les bras le long du corps.

Pliez les genoux et placez les pieds sur le mur, les genoux et les hanches alignés.

Soulevez lentement les hanches du sol en contractant les fessiers, formant une ligne droite des épaules aux genoux.

Maintenez cette position de pont pendant quelques secondes, puis abaissez lentement les hanches au sol.

Répétez ce mouvement d'élévation des hanches en position de pont 10 à 12 fois.

76. Extension des jambes en V contre le mur

Allongez-vous sur le dos avec les fesses près du mur et les bras le long du corps.

Étendez les jambes vers le haut en formant un V avec le corps, les talons appuyés contre le mur.

Maintenez cette position d'extension des jambes pendant quelques secondes, en contractant les abdominaux.

Répétez ce mouvement d'extension des jambes en V 12 à 15 fois.

77. Flexion latérale avec contraction des obliques

Tenez-vous debout face au mur avec les bras tendus sur les côtés.

Penchez-vous latéralement vers la droite en gardant le corps dans un plan frontal, en contractant les obliques du côté gauche.

Maintenez cette position pendant quelques secondes, puis revenez à la position de départ et répétez de l'autre côté.

Alternez les côtés pour 10 à 12 répétitions de chaque côté.

78. Flexion des coudes avec étirement des triceps

Tenez-vous face au mur avec les bras tendus au-dessus de la tête, les paumes posées contre le mur.

Fléchissez lentement les coudes pour abaisser les avant-bras vers le mur, en étirant les triceps.

Maintenez cette position d'étirement pendant quelques secondes, puis revenez à la position de départ.

Répétez ce mouvement de flexion des coudes avec étirement des triceps 12 à 15 fois.

79. Extension du dos avec ouverture thoracique

Tenez-vous dos au mur avec les bras tendus devant vous, les paumes posées contre le mur.

Penchez-vous en arrière en gardant les bras tendus, en ouvrant la poitrine vers le plafond.

Maintenez cette position d'ouverture thoracique pendant quelques secondes, en étirant la colonne vertébrale.

Répétez ce mouvement d'extension du dos avec ouverture thoracique 10 à 12 fois.

80. Flexion des genoux avec contraction des fessiers

Tenez-vous debout dos au mur avec les pieds écartés à la largeur des hanches.

Fléchissez lentement les genoux pour descendre en position de squat, en contractant les fessiers.

Maintenez cette position pendant quelques secondes, puis revenez à la position de départ.

Répétez ce mouvement de flexion des genoux avec contraction des fessiers 12 à 15 fois.

V - LE MOT DE LA FIN

J'aimerais maintenant avoir votre avis sincère exprimé sur Amazon. Cela permettra de m'indiquer ce que vous a apporté ce livre, ce que vous avez aimé, ce que vous auriez éventuellement moins aimé et ce qui a pu vous manquer.

Nous proposons également d'autres ouvrages sur l'univers de la cuisine, sous le nom d'auteur «Nina Rog ».